Fritteus

Kochbuch Für

Jedermann

50 Leckere Rezepte Für Ihre Frittierten Mahlzeiten

(Fleisch, Fisch, Desserts, Snacks Und Mehr)

Melanie Turner

Aloisa Neumann

entstehen, einschließlich, aber nicht beschränkt auf Fehler, Auslassungen oder Ungenauigkeiten.

Inhaltsverzeichnis

Einleitung

Luftfritteusen arbeiten, indem sie Lebensmittel mit der Zirkulation von heißer Luft kochen. Das macht die Lebensmittel, die Sie hineinstecken, so knusprig, wenn sie herauskommen! Etwas, das als "Maillard-Effekt" bezeichnet wird, geschieht, was eine chemisch induzierte Reaktion ist, die auf die Hitze auftritt, die es für diese Fritteuse in der Lage macht, Lebensmittel in so kurzer Zeit zu bräunen, während Nährstoffe und Geschmack intakt bleiben.

Die Vorteile einer Air Fryer

Eine massive Reduktion des Öls – nicht mehr als ein TL Folie ist notwendig, um Essen in einer Luftfritteuse zu kochen und dennoch erreicht es die gleiche Textur. Weit entfernt von den vielen Tassen Öl, die man verwenden müsste, um Ineinerfritteunde zu kochen. Das Ergebnis ist Nahrung, die nicht in ungesundes Fett eingeweicht wird, das die Arterien verstopfen wird.

Voller Geschmack – der Geschmack des Essens kommt wirklich in einer LuftFritteuse heraus. Trotz der geringen Menge an Öl, die beim "Braten" des Lebensmittels verwendet wird, wird der "gebratene" Geschmack und die Textur erreicht.

Einfache Press-and-Go-Bedienung – Sie müssen nicht mehr über Ihre Pfanne auf Ihrem Herd wachen, während Sie Ihr Essen braten. Das bedeutet auch, dass kein Spritzen von Öl und versehentliche Verbrennungen. Die ganze Magie geschieht in der Kochkammer, stellen Sie einfach Ihre Kochpräferenzen ein, drücken Sie die richtige Taste und lassen Sie die Luftfritteuse die ganze Arbeit erledigen.

Schnelle Garzeiten – Die hohen Temperaturen, die in der Kochkammer zirkulieren, halbieren die üblichen Garzeiten. Dies liegt daran, dass die Wärme während der gesamten Zeit beibehalten wird, was bedeutet, dass Sie sich keine Sorgen über den Verlust von Wärme machen müssen, der Ihre Küche verlangsamt.

Reinigung einfach gemacht – Mit Lebensmittelkörben, die spülmaschinenfest sind, ist es so einfach wie es zu entfernen und hineinzulegen. Die Kochkammer kann leicht mit einem Tuch und einer milden Geschirrspülseife gereinigt werden.

Vielseitig unübertroffen – dieses moderne Gerät ist mehr als nur eine Fritteuse. Sie können auch backen, grillen und brüten darin. Eher ein sehr vielseitiger, Mini Konvektionsofen als eine Fritteuse.

Sicher – Seine Komponenten sind lebensmittelecht und der Kochprozess selbst hilft Ihnen, Küchenunfälle zu vermeiden, die zu Ölverbrennungen führen können. Der Körper der Luftfritteuse wird kaum heiß, auch wenn die Temperatur im Inneren am höchsten ist. Die Verwendung Ihrer Standard-Küchenhandschuhe bietet Ihnen mehr als genug Schutz beim Umgang mit diesem Küchengerät.

Diese Vorteile machen Luft Fritteusen die offensichtliche Wahl, wenn es um gesundes Kochen keine Kompromisse bei Geschmack oder Bequemlichkeit kommt!

Um es zu verstummen, können Luftfritteusen tun, was diese Ölfritteuschen tun, aber in einer viel gesünderen

Weise, als Lebensmittel in fettiges und mastendes Öl zu tauchen.

Das Beste aus Ihrer Air Fryer herausholen

Um die Vorteile der Verwendung einer Luftfritteuse zu maximieren, hier sind einige Tipps, die Sie nicht übersehen sollten:

Erste Schritte

• Legen Sie Ihre Luftfritteuse auf eine Ebene und hitzebeständige Küchenplatte, wenn Sie Granitoberflächen haben, ist dies perfekt.

• Vermeiden Sie es in der Nähe der Wand, da dies die Wärme ableiten wird, was zu langsameren Garzeiten führt. Lassen Sie einen Abstand von mindestens fünf Zoll zwischen der Wand und der Luftfritteuse.

• Ofensichere Backbleche und Kuchenpfannen können in der Luftfritteuse unter der Bedingung verwendet werden, dass sie leicht hineinpassen und die Tür schließen kann.

Vor dem Kochen

• Wenn Sie können, immer Ihre Luftfritteuse für 3 Minuten vordem Kochen vorheizen. Sobald der Timer ausgeht, wird er bereit zum Rock'n'Roll sein.

• Verwenden Sie eine handgepumpte Sprühflasche zum Auftragen des Öls. Annahme dieser Methode wird dazu führen, dass Sie weniger Öl verwenden und ist eine einfachere Option im Vergleich zu Bürsten oder Nieselregen. Vermeiden Sie Aerosol-Marken in Dosen, da sie dazu neigen, viele fiese Chemikalien zu haben

• Bei Bedarf immer Brot. Dieser Breading-Schritt sollte nicht verpasst werden. Achten Sie darauf, das Brot fest auf das Fleisch oder Gemüse drücken, so dass die Krümel nicht leicht abfallen.

Beim Kochen

• Zugabe von Wasser in die Luft Fritteuse Schublade beim Kochen von fettreichen Lebensmitteln, um übermäßigen Rauch und Hitze zu verhindern.

Verwenden Sie diese Technik beim Kochen von Burgern, Speck, Wurst und ähnlichen Lebensmitteln.

• Sichere leichte Lebensmittel wie Brotscheiben mit Zahnstochern, damit sie nicht herumgeblasen werden.

• Vermeiden Sie es, zu viele Lebensmittel in den Luftfritteusenkorb zu legen. Überfüllung wird zu ungleichmäßigem Kochen führen und auch verhindern, dass das Essen die herrliche knusprige Textur bekommt, die wir alle lieben.

• Das Schütteln der Fritteuse und das Kippen des Essens auf halbem Weg durch den Kochprozess wird empfohlen, um sicherzustellen, dass alles im Inneren gleichmäßig kocht.

• Das Öffnen der Luftfritteuse ein paar Mal, um zu überprüfen, wie das Essen tut, wird die Garzeit nicht beeinflussen, also keine Sorge.

Einmal fertig:

• Entfernen Sie den Korb aus der Schublade, bevor Sie das Essen herausnehmen, um zu verhindern, dass das Öl auf dem Lebensmittel verbleibt, das Sie gerade gebraten haben.

• Die Säfte in der Luft Fritteuse Schublade kann verwendet werden, um köstliche Marinaden und Saucen zu machen. Wenn Sie es zu fettig finden, können Sie es immer in einem Topf reduzieren, um die überschüssige Flüssigkeit loszuwerden.

• Die Reinigung sowohl des Korbes als auch der Schublade nach jedem Gebrauch ist zwingend erforderlich.

Nun, da Sie die Grundlagen der Verwendung der Luftfritteuse kennengelernt haben, kommen wir zum spannenden Teil – es ist Kochzeit!

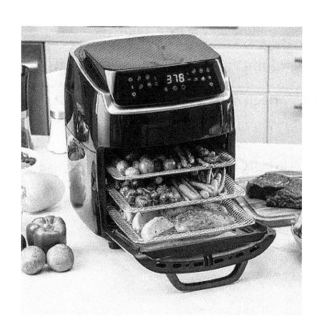

Erdnussbutter Bananenbrot

Zubereitungszeit: 15 Minuten

Kochzeit: 40 Minuten

Portionen: 6

Zutaten:

- 1 Tasse plus 1 Esslöffel Allzweckmehl

- 1. Teelöffel Backpulver

- 1 großes Ei

- 2 mittelreife Bananen, geschält und püriert

- . Tasse Walnüsse, grob gehackt

- . Teelöffel Salz

- 1/3 Tasse granulierter Zucker

- 2 Esslöffel cremige Erdnussbutter

- 2 Esslöffel saure Sahne

- 1 Teelöffel Vanilleextrakt

Wegbeschreibungen:

1. Die Air Fritteuse auf 330 o F vorheizen und eine Antihaft-Backform einfetten.

2. Mehl, Backpulver und Salz in einer Schüssel vermischen.

3. Ei mit Zucker, Rapsöl, saurer Sahne, Erdnussbutter und Vanilleextrakt in einer Schüssel verrühren.

4. Die Bananen unterrühren und schlagen, bis sie gut kombiniert sind.

5. Nun die Mehlmischung hinzufügen und die Walnüsse vorsichtig falten.

6. Mischen Sie bis zum Kombinieren und übertragen Sie die Mischung gleichmäßig in die vorbereitete Backform.

7. Die Backform in einem Luftfritteusenkorb anrichten und ca. 40 Minuten kochen lassen.

8. Aus der Air-Fritteuse nehmen und abkühlen auf ein Drahtgestell legen.

9. Das Brot in die gewünschte Größe schneiden und servieren.

Ernährung: Kalorien: 384, Fett: 2.6g, Kohlenhydrate: 39.3g, Zucker: 16.6g, Protein: 8.9g, Natrium: 189mg

Spaghetti Squash Auflaufbecher

Zubereitungszeit: 10 Minuten

Kochzeit: 15 Minuten

Portionen: 2

Zutaten:

- 12 oz Spaghetti Squash
- 1 Karotte, gerieben
- 1 Ei
- 1/3 Teelöffel Chiliflocken

Anfahrt:

1. Den Spaghetti-Kürbis schälen und reiben.

2. Den Spaghetti-Squash und die Karotten vermischen.

3. Schlagen Sie das Ei und rühren Sie es sorgfältig.

4.   Danach die Chiliflocken und gehackte Zwiebeln dazugeben.

5.   Rühren Sie es.

6.   Die Mischung in den Luftfritteusenkorb geben und den Auflauf 15 Minuten bei 365 F kochen.

7.   Wenn der Auflauf gekocht ist – kühlen Sie ihn bis zur Raumtemperatur.

8.   Servieren Sie es!

Ernährung: Kalorien 119, Fett 3.2, Ballaststoffe 1.9, Kohlenhydrate 20.1, Protein 4

Gesunde Tofu Omelet

Zubereitungszeit: 10 Minuten

Kochzeit: 29 Minuten

Portionen: 2

Zutaten:

• . von Zwiebeln, gehackt

• 12-Unzen Seidentofu, gepresst und in Scheiben geschnitten

• 3 Eier, geschlagen

- 1 Esslöffel Schnittlauch, gehackt

- 1 Knoblauchzehe, gehackt

- 2 Teelöffel Olivenöl

- Salz und schwarzer Pfeffer, nach Geschmack

Wegbeschreibungen:

1. Die Air Fritteuse auf 355 o F vorheizen und eine Air-Fritteuse mit Olivenöl einfetten.

2. Zwiebel und Knoblauch in die gefettete Pfanne geben und ca. 4 Minuten kochen.

3. Tofu, Pilze und Schnittlauch hinzufügen und mit Salz und schwarzem Pfeffer abschmecken.

4. Schlagen Sie die Eier und gießen Sie über die Tofu-Mischung.

5. Etwa 25 Minuten kochen und die Eier zweimal dazwischen stolieren.

6. Austeilen und warm servieren.

Ernährung: Kalorien: 248, Fett: 15.9g, Kohlenhydrate: 6.5g, Zucker: 3.3g, Protein: 20.4g, Natrium: 155mg

Gehackte Kale mit Hackfleisch

Zubereitungszeit: 12 Minuten

Kochzeit: 16 Minuten

Portionen: 4

Zutaten:

- 12 unzen Grünkohl

- 1 Tasse Hackfleisch

- 1/2 Teelöffel Salz

- 1/2 Zwiebel, gewürfelt

- 1 Teelöffel gemahlener Paprika

- 1/4 Teelöffel gehackter Knoblauch

- 1 Teelöffel getrockneter Dill

- 1 Teelöffel Olivenöl

- 1 Unzen Mandeln, zerkleinert

Anfahrt:

1. Das Salz, die gewürfelte Zwiebel, den gemahlenen Paprika, den gehackten Knoblauch und den getrockneten Dill in der Rührschüssel vermischen.

2. Das Olivenöl dazugeben und vorsichtig umrühren.

3. Danach das Hackfleisch in den Luftfritteusenkorb geben.

4. Fügen Sie die Olivenölmischung hinzu. Rühren Sie es sorgfältig.

5. Kochen Sie das Hackfleisch für 13 Minuten bei 370 F. Rühren Sie es von Zeit zu Zeit.

6. In der Zwischenzeit den Grünkohl hacken.

7. Fügen Sie den Grünkohl und zerkleinerte Mandeln in das gemahlene Rindfleisch.

8. Rühren Sie es und kochen für 3 Minuten mehr bei 350 F.

Dann die gekochte Mahlzeit in die

Servierschüsseln geben und servieren

NUTRITION: Kalorien 180, Fett 7,5, Ballaststoffe

2,7, Kohlenhydrate 12,2, Protein 17,2

Zitrone Huhn Oberschenkel

Zubereitungszeit: 45 Minuten

Portionen: 6

Zutaten:

- 3 Lb. Hähnchenschenke, Knochen-in

- 1 EL geräucherter Paprika

- . Tasse Butter; geschmolzen

- 1 TL Zitronensaft

Wegbeschreibungen:

1. Nehmen Sie eine Schüssel und mischen Sie die Hähnchenschenkel mit dem Paprika, werfen, legen Sie alle Stücke in Ihre Luft Fritteuse Korb und kochen Sie sie bei 360 °F für 25 Minuten schütteln die Fritteuse von Zeit zu Zeit und basting das Fleisch mit der Butter.

2. Zwischen Tellern aufteilen und servieren

Ernährung: Kalorien: 261; Fett: 16g; Faser: 3g; Kohlenhydrate: 5g; Protein: 12g

Tomateneintopf

Zubereitungszeit: 20 Minuten

Portionen: 4

Zutaten:

• 25 Unzen Tomatenkonserven; gewürfelt

• 4 Frühlingszwiebeln; gehackt.

• 2 rote Paprika; gewürfelt

• 1 EL Koriander; gehackt.

• 1 TL süße Paprika

• Salz und schwarzer Pfeffer nach Geschmack.

Wegbeschreibungen:

1. In der Pfanne, die zu Ihrer Luftfritteuse passt, alle Zutaten mischen, hinreißen, die Pfanne in die Fritteuse einführen und 15 Minuten bei 360°F kochen

2. In Schüsseln teilen und servieren.

Ernährung: Kalorien: 185; Fett: 3g; Faser: 2g; Kohlenhydrate: 4g; Protein: 9g

Weiße Bohnen mit Rosmarin

Zubereitungszeit: 10 Minuten

Kochzeit: 20 Minuten

Portionen: 10

Zutaten:

- 2 Pfund weiße Bohnen, gekocht
- 3zelery Stiele, gehackt
- 2Karotten, gehackt
- 1bay-Blatt
- 1gelbe Zwiebel, gehackt
- 3Knoblauchzehen, gehackt
- 1teespoon Rosmarin, getrocknet

- 1teespoon oregano, getrocknet

- 1teespoon Thymian, getrocknet

- Ein Nieselregen von Olivenöl

- Salz und schwarzer Pfeffer nach Geschmack

- 28ounces Tomatenkonserven, gehackt

- 6 Tassen Mangold, gehackt

Anfahrt:

1. In der Pfanne Ihrer Luft fritteuse, mischen Sie weiße Bohnen mit Sellerie, Karotten, Lorbeerblatt, Zwiebel, Knoblauch, Rosmarin, Oregano, Thymian, Öl, Salz, Pfeffer, Tomaten und Mangold, werfen, bedecken und kochen bei 365 Grad F für 20 Minuten.

2. In Schüsseln aufteilen und servieren.

3. Genießen!

Ernährung: Kalorien 341, Fett 8, Ballaststoffe 12, Kohlenhydrate 20, Protein 6

Indische Kichererbsen

Zubereitungszeit: 10 Minuten

Kochzeit: 25 Minuten

Portionen: 14

Zutaten

- 6 Tassen Konserven Kichererbsen, entwässert
- 1cup Veggie Lager
- 1gelbe Zwiebel, gehackt
- 1 Esslöffel Ingwer, gerieben
- 20 Knoblauchzehen, gehackt
- 8 Thai Paprika, gehackt

- 2 Esslöffel Kreuzkümmel, gemahlen

- 2 Esslöffel Koriander, gemahlen

- 1 Esslöffel rotes Chilipulver

- 2 Esslöffel garam masala

- 2 Esslöffel vegane Tamarindenpaste

- Saft von 1/2 Zitrone

Anfahrt:

1.   In der Luftfritteuse Kichererbsen mit Stock, Zwiebel-Ingwer, Knoblauch, Thai-Pfeffer, Kreuzkümmel, Koriander, Chili-Pulver, Garam Masala, Tamarindenpaste und Zitronensaft mischen, werfen, abdecken und kochen bei 365 Grad F für 25 Minuten.

2.   Zwischen Tellern aufteilen und heiß servieren.

3.   Genießen!

Ernährung: Kalorien 255, Fett 5, Ballaststoffe 14, Kohlenhydrate 16, Protein 17

Bell Pepper und Salat Side Salat

Zubereitungszeit: 5 Minuten

Kochzeit: 15 Minuten Portionen: 4

Zutaten:

• 1 Esslöffel Zitronensaft

• 1 rote Paprika

• 1 Salatkopf, gerissen

• Salz und schwarzer Pfeffer nach Geschmack

• 3 Esslöffel Joghurt

• 2 Esslöffel Olivenöl

Wegbeschreibungen:

1. Legen Sie die Paprika in Ihre Luftfritteuse mit Öl, Salz und Pfeffer; Luft

bei 400 Grad F 15 Minuten braten. 2. Die Paprika abkühlen, schälen, in Streifen schneiden und in eine Schüssel geben.

3. Salat, Zitronensaft, Joghurt, Salz und Pfeffer hinzufügen.

4. Gut zu tossen und als Beilage dienen.

Ernährung: Kalorien 150, Fett 1, Ballaststoffe 3, Kohlenhydrate 3, Protein 2

Gebratener Rhabarber

Zubereitungszeit: 10 Minuten

Kochzeit: 15 Minuten

Portionen: 4

Zutaten:

- 1 Pfund Rhabarber, in Stücke geschnitten

- 2 Teelöffel Olivenöl

- 2 Esslöffel Orangenschale

- . Tasse Walnüsse, gehackt

- . Teelöffel Zucker

Wegbeschreibungen:

1. Mischen Sie in Ihrer Luftfritteuse alle aufgeführten Zutaten und den Toss.

2. Kochen Sie bei 380 Grad F für 15 Minuten.

3. Den Rhabarber zwischen den Tellern aufteilen und als Beilage dienen.

Ernährung: Kalorien 180, Fett 4, Ballaststoffe 8, Kohlenhydrate 12, Protein 4

Spanische Stil Gewürzkartoffeln

Kochzeit: 23 Minuten

Portionen: 4

Zutaten:

* 3 Kartoffeln, geschält und in Chips gehackt
* 1 Zwiebel, gewürfelt
* 1/2 Tasse Tomatensauce
* 1tomate, dünn geschnitten
* 1 Esslöffel Rotweinessig
* 2 Esslöffel Olivenöl
* 1 Teelöffel Paprika
* 1 Teelöffel Chilipulver
* Salz und Pfeffer nach Geschmack
* 1 Teelöffel Rosmarin
* 1 Teelöffel Oregano
* 1 Teelöffel gemischtes Gewürz
* 2 Teelöffel Koriander

Anfahrt:

1. Die Chips in das Olivenöl einrühren und in der Luft fritteuse 15 Minuten bei 360°Fahrenheit kochen.

2. Die restlichen Zutaten in einer Backform vermischen.

3. Die Sauce 8 Minuten in die Luftfritteuse geben.

4. Die Kartoffeln in die Sauce geben und warm servieren!

Ernährung: Kalorien: 265, TotalFat: 7,3g, Kohlenhydrate: 6.2g, Protein: 5.2g

Kichererbsen & Zucchini Burger

Kochzeit: 10 Minuten

Portionen: 4

Zutaten:

- 1 Dose Kichererbsen, gespannt

- 1 rote Zwiebel, gewürfelt

- 2 Eier, geschlagen

- 1 Unze Mandelmehl

- 3 Esslöffel Koriander

- 1 Teelöffel Knoblauchpüree

- 1 Unze Cheddar-Käse, geschreddert

- 1 Courgette, spiralisiert

- 1 Teelöffel Chilipulver

- Salz und Pfeffer nach Geschmack

- 1 Teelöffel gemischtes Gewürz

Anfahrt:

1.   Fügen Sie Ihre Zutaten in eine Schüssel und gut mischen. Teile der Mischung zu Burgern formen.

2.   15 Minuten in die Luftfritteuse geben, bis sie gekocht ist.

Ernährung: Kalorien: 263, Gesamtfett: 11.2g, Kohlenhydrate: 8.3g, Protein: 6.3g

Bell Peppers mit Kartoffelfüllung

Kochzeit: 20 Minuten

Portionen: 4

Zutaten:

- 4 grüne Paprika, oben geschnitten und enterstrahlt
- 4 Kartoffeln, gekocht, geschält und püriert
- 2 Onionen, fein gehackt
- 1 Teelöffel Zitronensaft
- 2 Esslöffel Korianderblätter, gehackt
- 2 grüne Chilischoten, fein gehackt
- Olivenöl nach Bedarf
- Salz nach Geschmack
- 1/4 Teelöffel Garam Masala
- 1/2 Teelöffel Chilipulver
- 1/4 Teelöffel Kurkuma Pulver
- 1 Teelöffel Kreuzkümmelsamen

Anfahrt:

1.   Das Öl in einer Pfanne erhitzen und die Zwiebeln, Chilischoten und Kümmelsamen verschönern. Fügen Sie den Rest der Zutaten außer den Paprika und gut mischen.

2.   Heizen Sie Ihre Luftfritteuse 10 Minuten lang auf 390°Fahrenheit vor.

3.   Bürsten Sie Ihre Paprika mit Olivenöl, innen und außen und stopfen Sie jeden Pfeffer mit Kartoffelmischung.

4.   In Luft Fritteusenkorb und Grill für 10 Minuten.

5.   Überprüfen und Grillen für weitere 5 Minuten.

Ernährung: Kalorien: 282, Kohlenhydrate: 7.1g, Protein: 4.

Käsespinat

Zubereitungszeit: 5 Minuten

Kochzeit: 10 Minuten

Portionen: 4

Zutaten:

- 14 Unzen Spinat

- 1 Esslöffel Olivenöl

- 2 Eier, gerührt

Air Fryer Kochbuch

- 2 Esslöffel Milch

- 3 Unzen Hüttenkäse

- Salz und schwarzer Pfeffer nach Geschmack

- 1 gelbe Zwiebel, gehackt

Wegbeschreibungen:

1. In einer Pfanne, die zu Ihrer Luftfritteuse passt, das Öl bei mittlerer Hitze erhitzen, die Zwiebeln dazugeben, rühren und 2 Minuten anbraten.

2. Fügen Sie alle anderen Zutaten und

3. Legen Sie die Pfanne in die Luft Fritteuse und kochen bei 380 Grad F für 8 Minuten.

4. Den Spinat zwischen den Tellern aufteilen und als Beilage dienen.

Ernährung: Kalorien 180, Fett 4, Ballaststoffe 2, Kohlenhydrate 13, Protein 4

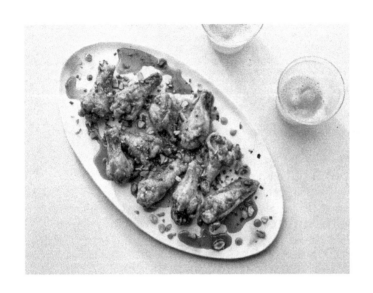

Super-einfache Jakobsmuscheln

Zubereitungszeit: 10 Minuten

Kochzeit: 4 Minuten

Portionen: 2

Zutaten:

- . Pfund Seejakobsmuscheln

- 1 Esslöffel Butter, geschmolzen

- . Esslöffel frischer Thymian, gehackt

- Salz und schwarzer Pfeffer, nach Geschmack

Wegbeschreibungen:

1. Die Air Fritteuse auf 390 o F vorheizen und einen Air Fritteusenkorb einfetten.

2. Mischen Sie alle Zutaten in einer Schüssel und werfen, um gut zu beschichten.

3. Die Jakobsmuscheln im Luftfritteuschenkorb anrichten und ca. 4 Minuten kochen lassen.

4. Austeilen und warm servieren.

Ernährung: Kalorien: 202, Fett: 7.1g, Kohlenhydrate: 4.4g, Zucker: 0g, Protein: 28.7g, Natrium: 315mg

Ingwer Lachs Mix

Zubereitungszeit: 4 Minuten

Kochzeit: 15 Minuten

Portionen: 4

Zutaten:

- 1Pfund Lachsfilets, ohne Knochen
- 1 Esslöffel Ingwer, gerieben
- 1 Esslöffel Olivenöl
- 2Teelöffel Knoblauchpulver
- 1 Esslöffel Zitronensaft
- 1 Esslöffel Dill, gehackt
- Salz und schwarzer Pfeffer nach Geschmack

Anfahrt:

1. In der Pfanne der Luftfritteuse den Lachs mit dem Ingwer und den anderen Zutaten vermischen, die Pfanne in die Luftfritteuse einführen und 15 Minuten bei 380 Grad F kochen.

2. Zwischen Tellern aufteilen und servieren

Ernährung: Kalorien 236, Fett 8, Ballaststoffe 12, Kohlenhydrate 17, Protein 16

Lachsfilets und grüne Oliven

Zubereitungszeit: 4 Minuten

Kochzeit: 20 Minuten

Portionen: 4

Zutaten:

- 1tasse grüne Oliven, entsteint

- 1Pfund Lachsfilets, ohne Knochen

- Salz und schwarzer Pfeffer nach Geschmack

- 1 Esslöffel Avocadoöl

- Saft von 1 Limette

- 1 Esslöffel Dill, gehackt

Anfahrt:

1. In einer Backform, die zu Ihrer Luftfritteuse passt, den Lachs mit den grünen Oliven und den anderen Zutaten vermischen, sanft werfen, in Ihre Luftfritteuse einführen und bei 370 Grad F 20 Minuten kochen.

2. Alles zwischen Tellern aufteilen und servieren.

Ernährung: Kalorien 281, Fett 8, Ballaststoffe 14, Kohlenhydrate 17, Protein 16

Chervil Cod

Zubereitungszeit: 10 Minuten

Kochzeit: 20 Minuten

Portionen: 4

Zutaten:

- 4cod Filets, ohne Knochen
- 1 Esslöffel Kerbel, gehackt
- Saft von 1 Limette
- Salz und schwarzer Pfeffer nach Geschmack
- 1/2 Tasse Kokosmilch
- Ein Nieselregen von Olivenöl

Anfahrt:

1. In einer Backform, die zu Ihrer Luftfritteuse passt, den Kabeljau mit dem Kerbel und den anderen Zutaten mischen, sanft werfen, in Ihre Luftfritteuse einführen und

380 Grad F für 20 Minuten.

2. Zwischen Tellern aufteilen und heiß servieren.

Ernährung: Kalorien 250, Fett 5, Ballaststoffe 6,

Kohlenhydrate 15, Protein 18

Erstaunliche Lachsfilets

Zubereitungszeit: 5 Minuten

Kochzeit: 7 Minuten

Portionen: 2

Zutaten:

- 2, 7-Unzen>-.-Zoll Dicklachsfilets

- 1 Esslöffel italienische Würze

- 1 Esslöffel frischer Zitronensaft

Wegbeschreibungen:

1. Die Air Fritteuse auf 355 o F vorheizen und eine Air Fritteuse-Grillpfanne einfetten.

2. Den Lachs gleichmäßig mit italienischer Würze reiben und in die Air Fritteuse-Grillpfanne auf hautseitig geben.

3. Etwa 7 Minuten kochen und Zitronensaft zum Servieren darauf drücken.

Ernährung: Kalorien: 88, Fett: 4.1g, Kohlenhydrate: 0.1g,

Zucker: 0g, Protein: 12.9g, Natrium: 55mg

Glasiertes Heilbuttsteak

Zubereitungszeit: 30Minuten

Kochzeit: 11 Minuten

Portionen: 4

Zutaten:

• 1 Pfund Schellfischsteak

• 1 Knoblauchzehe, gehackt

• . Teelöffel frischer Ingwer, fein gerieben

• . Tasse natriumarme Sojasauce

• . Tasse frischer Orangensaft

• 2 Esslöffel Limettensaft

• . Tasse Kochwein

• . Tasse Zucker

• . Teelöffel Paprikaflocken, zerkleinert

Wegbeschreibungen:

1. Die Air Fritteuse auf 390 o F vorheizen und einen Air Fritteusenkorb einfetten.

2. Alle Zutaten außer Schellfischsteak in eine Pfanne geben und

zum Kochen.

3. Kochen Sie für ca. 4 Minuten, rühren kontinuierlich und von der Hitze zu entfernen.

4. Das Schellfischsteak und die Hälfte der Marinade in eine wiederverschließbare Tasche geben und gut schütteln.

5. Kühlen Sie für ca. 1 Stunde und reservieren Sie die verbleibende Marinade.

6. Legen Sie das Schellfischsteak in den Air Fritteusekorb und kochen Sie ca. 11 Minuten.

7. Mit der restlichen Glasur beschichten und heiß servieren.

Ernährung: Kalorien: 219, Fette: 1.1g, Kohlenhydrate: 17.9g, Zucker: 16.2g, Proteine: 29.7g, Natrium: 1861mg

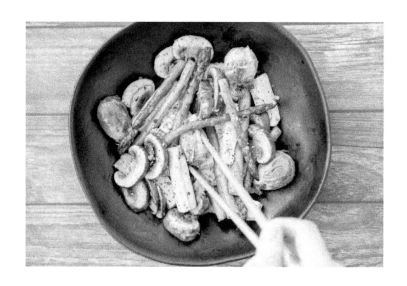

Geflügel

Hühnerbrüste und Tomatensauce

Zubereitungszeit: 30

Minuten Portionen: 4

Zutaten:

- haut- und knochenlose Hähnchenbrust-4

- Balsamico-Essig-1/4 Tasse

- gehackte rote Zwiebel -1

- Geriebene Parmesan-1/4 Tasse.

- Gehackte Tomatenkonserven-14 Unzen.

- Knoblauchpulver-1/4 TL

- Salz und schwarzer Pfeffer nach Geschmack

- Kochspray

Wegbeschreibungen:

1. Beginnen Sie mit Spritzen , Heizschale, die Ihre Luft Fritteuse mit Speiseöl unterbringt, hähnchen,

saisonmit   s   alt,   Pfeffer,   Balsamico-Essig,
Knoblauchpulver, Tomaten und Cheddar und mischen
Sie alles angemessen,

2. Das Huhn in die Luftfritteuse geben und 20 Minuten
kochen.

3. Teilen Sie das Fest unter den Tellern und servieren
heiß.

Ernährung: Kalorien: 250; Fett: 12; Faser: 12;
Kohlenhydrate: 19; Protein: 28

Knusprige Huhn Parmesan Rezept

Zubereitungszeit: 25 Minuten

Portionen: 4

Zutaten:

- Panko BrotKrümel-2 Tassen

- Knoblauchpulver-1/2 TL.

- Parmesan; geriebene-1/4 Tasse

- weißes Mehl-2 Tassen

- Haut- und knochenlose Hähnchenschnitzel -1. lbs.

- Ei-Whisked -1

- Tomatensauce-2 Tassen

- Gehacktes Basilikum; -3 EL.

- geriebener Mozzarella; -1 Tasse

- Salz und schwarzer Pfeffer nach Geschmack

Wegbeschreibungen:

1. Panko mit Parmesan und Knoblauchpulver in schüssel mischen und mischen

Entsprechend.

2. Holen Sie sich eine zweite Schüssel und legen Sie Mehl in sie und nach diesem Ei in der dritten.

3. Das Huhn mit Salz und Pfeffer würzen und in Mehl in die zweite Schüssel tauchen,

dieser Punkt wieder in Ei-Mischung in der dritten Schüssel und Panko getunt.

4. Hühnerstücke in Ihre Luftfritteuse geben und auf 360 °F auf jeder Seite kochen.

5. Bewegen Sie das Huhn zu einem Gericht, das Ihre Luftfritteuse unterbringt,

Tomatensauce und Top mit Mozzarella,

6. Das Huhn in die Luftfritteuse geben und 7 Minuten kochen.

7. Teilen Sie das Abendessen unter den Tellern und bestreuen Sie Basilikum auf der Oberseite und servieren.

Ernährung: Kalorien: 304; Fett: 12; Faser: 11; Protein: 15 ; Kohlenhydrate: 22;

Huhn, Leeks und Koriander Mi

Zubereitungszeit: 10 Minuten

Kochzeit: 20 Minuten

Portionen: 4

Zutaten:

• 2 Pfund Hühnerbrust, hautlos, knochenlos und halbiert

• 2leeks, in Scheiben geschnitten

• 2 Esslöffel Koriander, gehackt

• 1Esspoon Kurkuma Pulver

• 1 Esslöffel süße Paprika

• Salz und schwarzer Pfeffer nach Geschmack

• 2 Esslöffel Olivenöl

• 1 Esslöffel Schnittlauch, gehackt

Anfahrt:

1. In der Pfanne der Luftfritteuse das Huhn mit dem Lauch und den anderen Zutaten vermischen, bei 370 Grad F 20 Minuten kochen, zwischen Tellern aufteilen und servieren.

Ernährung: Kalorien 270, Fett 11, Ballaststoffe 11,

Kohlenhydrate 17, Protein 11

<u>Huhn und Tabasco Sauce Mix</u>

Zubereitungszeit: 10 Minuten

Kochzeit: 20 Minuten

Portionen: 4

Zutaten:

• 2 Pfund Hühnerbrust, hautlos, knochenlos und

gewürfelt

• 2teelöffel Tabasco-Sauce

• 1 Esslöffel Ingwer, gerieben

• 4Knoblauchzehen, gehackt

• 1tasse Tomatensauce

• Salz und schwarzer Pfeffer nach Geschmack

• 1Teelöffel Olivenöl

Wegbeschreibungen:

1.   In der Pfanne der Luftfritteuse das Huhn mit dem

Tabasco-Sauce und die anderen Zutaten, in die Luft

Fritteuse einführen und bei 370 Grad F für 20 Minuten

kochen.

2.   Zwischen Tellern aufteilen und servieren.

Ernährung: Kalorien 281, Fett 11, Ballaststoffe 12,

Kohlenhydrate 22, Protein 16

Speck Käse-Burger Auflauf

Zubereitungszeit: 35 Minuten

Portionen: 4

Zutaten:

- 1 Lb. 80/20 Hackfleisch.

- 4 Scheiben zuckerfreier Speck; gekocht und zerbröselt

- 1 großes Ei.

- 2 Gurkenspieße; gehackt

- . mittelweiße Zwiebel; geschält. Und gehackt

- 1 Tasse geschredderter Cheddar-Käse, geteilt.

Wegbeschreibungen:

1. Braun das Hackfleisch in einer mittleren Pfanne bei mittlerer Hitze ca. 7–10Minuten. Wenn kein Rosa übrig bleibt, abtropfen lassenSiedas Fett. Von der Hitze

nehmen und Hackfleisch zu einer großen Mischschüssel hinzufügen.

2. Zwiebel hinzufügen, . Tasse Cheddar und Ei zu Schüssel. Zutaten gut mischen und zerbröselten Speck hinzufügen

3. Gießen Sie die Mischung in die 4-Tasse-Rundbackform und oben mit den restlichen Cheddar. In den Luftfritteusenkorb geben. Stellen Sie die Temperatur auf 375 Grad F ein und stellen Sie den Timer für 20 Minuten ein.

4. Auflauf wird golden auf der Oberseite und fest in der Mitte, wenn vollständig gekocht. Sofort mit gehackten Gurken auf der Oberseite servieren.

Ernährung: Kalorien: 369; Protein: 31,0 g; Faser: 0.2g; Fett: 22.6g; Kohlenhydrate: 1.2g

Lammkuchen

Zubereitungszeit: 35 Minuten

Portionen: 8

Zutaten:

- 2 . lb. Lammfleisch, gemahlen

- 2 Frühlingszwiebeln; gehackt

- . Tasse Mandelmehl

- 3 Eier, gerührt

- 1 EL Knoblauch; gehackt

- 2 EL Koriander; gehackt

- Zest von 1 Zitrone

- Saft von 1 Zitrone

- Kochspray

- 2 EL Minze; gehackt

- Eine Prise Salz und schwarzer Pfeffer

Wegbeschreibungen:

1. Nehmen Sie eine Schüssel und mischen Sie alle Zutaten außer dem Kochspray, rühren Sie gut und formen Sie mittlere Kuchen aus dieser Mischung

2. Legen Sie die Kuchen in Ihre Luft Fritteuse, fetten Sie sie mit Kochspray und kochen bei 390 °F für 15 Minuten auf jeder Seite

3. Zwischen den Tellern aufteilen und mit beiderseitigem Salat servieren

Ernährung: Kalorien: 283; Fett: 13g; Faser: 4g; Kohlenhydrate: 6g; Protein: 15g

Lamm und Mais

Zubereitungszeit: 5 Minuten

Kochzeit: 30 Minuten

Portionen: 4

Zutaten:

- 2 Pfund Lamm eintopf Fleisch, gewürfelt

- 1tasse Mais

- 1Tasse Frühlingszwiebeln, gehackt

- 1/4 Tasse Rinderbrühe

- 1 Esslöffel Olivenöl

- Eine Prise Salz und schwarzer Pfeffer

- 2 Esslöffel Rosmarin, gehackt

Anfahrt:

1. In der Pfanne der Luftfritteuse das Lamm mit Mais, Frühlingszwiebeln und den anderen Zutaten vermischen, bestochen und bei 380 Grad F 30 Minuten kochen.

2. Die Mischung zwischen den Tellern aufteilen und servieren. **Ernährung:** Kalorien 274, Fett 12, Ballaststoffe 3, Kohlenhydrate 5, Protein

3.

Herbed Rindfleisch und Squash

Zubereitungszeit: 10 Minuten

Kochzeit: 30 Minuten

Portionen: 4

Zutaten:

* 2Pfund Rindfleisch Eintopffleisch, gewürfelt

* 1Tasse Butternusskürbis, geschält und gewürfelt

* 1 Esslöffel Basilikum, gehackt

* 1 Esslöffel Oregano, gehackt

* Eine Prise Salz und schwarzer Pfeffer

* Ein Nieselregen von Olivenöl

* 2Knoblauchzehen, gehackt

Anfahrt:

1. In der Pfanne der Luftfritteuse das Rindfleisch mit dem Squash und den anderen Zutaten vermischen,

380 Grad F für 30 Minuten.

2.   Zwischen Tellern aufteilen und servieren.

Ernährung: Kalorien 284, Fett 13, Ballaststoffe 3,

Kohlenhydrate 6, Protein 14

Lammlende und Tomaten-Vinaigrette

Zubereitungszeit: 40 Minuten

Portionen: 4

Zutaten:

- 4 Lammlendenscheiben

- 3 Knoblauchzehen; gehackt

- 1/3 Tasse Petersilie; gehackt

- 1/3 Tasse sonnengetrocknete Tomaten; gehackt

- 2 EL Balsamico-Essig

- 2 EL Wasser

- 2 EL Olivenöl

- 2 TL Thymian; gehackt

- Eine Prise Salz und schwarzer Pfeffer

Wegbeschreibungen:

1. In einem Mixer alle Zutaten außer den Lammscheiben kombinieren und gut pulsieren.

2. Nehmen Sie die Schüssel und mischen Sie das Lamm mit der Tomaten-Vinaigrette und werfen Sie gut

3. Legen Sie das Lamm in den Korb Ihrer Luftfritteuse und kochen Sie bei 380°F für 15 Minuten auf jeder Seite

4. Teilen Sie alles zwischen Denkplatten und servieren.

Ernährung: Kalorien: 273; Fett: 13g; Faser: 4g; Kohlenhydrate: 6g; Protein: 17g

Geräuchertes Rindfleisch Mix

Zubereitungszeit: 5 Minuten

Kochzeit: 20 Minuten

Portionen: 4

Zutaten:

- 1Pfund Rindfleisch Eintopffleisch, grob gewürfelt
- 1 Esslöffel geräucherter Paprika
- 1/2 Tasse Rinderbrühe
- 1/2 Teelöffel Garam Masala
- 2 Esslöffel Olivenöl
- Eine Prise Salz und schwarzer Pfeffer

Anfahrt:

1. Im Korb der Luftfritteuse das Rindfleisch mit dem geräucherten Paprika und den anderen Zutaten vermischen, werfen und bei 390 Grad F 20 Minuten auf jeder Seite kochen.

2.   Zwischen Tellern aufteilen und servieren.

Ernährung: Kalorien 274, Fett 12, Ballaststoffe 4,

Kohlenhydrate 6, Protein 17

Mediterrane Eier mit Spinat und Tomate

Zubereitungszeit: 15 Minuten

Portionen: 2

Zutaten

- 2 Esslöffel Olivenöl, geschmolzen

- 4 Eier, gerührt

- 5 Unzen frischer Spinat, gehackt

- 1 mittelgroße Tomate, gehackt

- 1 Teelöffel frischer Zitronensaft

- 1/2 Teelöffel grobes Salz

- 1/2 Teelöffel gemahlener schwarzer Pfeffer

- 1/2 Tasse frisches Basilikum, grob gehackt

Wegbeschreibungen

1. Fügen Sie das Olivenöl in eine Air Fryer Backform. Achten Sie darauf, die Pfanne zu kippen, um das Öl gleichmäßig zu verteilen.

2. Kombinieren Sie einfach die restlichen Zutaten, mit Ausnahme der Basilikumblätter; gut bestreuen, bis alles gut integriert ist.

3. Kochen Sie in der vorgeheizten Air Fryer für 8 bis 12 Minuten bei 280 Grad F. Garnieren Sie mit frischen Basilikumblättern. Auf Wunsch warm servieren mit einem Dollop saurer Sahne.

Ernährung: 274 Kalorien; 23,2 g Fett; 5,7 g Kohlenhydrate; 13,7 g Protein; 2,6 g Zucker; 2,6 g Ballaststoffe

Brokkoli-Bisse mit Käsesauce

Zubereitungszeit: 20 Minuten

Portionen: 6

Zutaten:

- 1 mittelgroßer Kopfbrokkoli, in Blüten gebrochen

- 1/2 Teelöffel Zitronenschale, frisch gerieben

- 1/3 Teelöffel feines Meersalz

- 1/2 Teelöffel heißer Paprika

- 1 Teelöffel Schalottenpulver

- 1 Teelöffel Steinpilzpulver

- 1/2 Teelöffel granulierter Knoblauch

- 1/3 Teelöffel Selleriesamen

- 1 . Esslöffel Olivenöl

Für die Käsesauce:

- 2 Esslöffel Butter

- 1 Esslöffel goldene Leinsamenmehl

- 1 Tasse Milch

- 1/2 Tasse Blaukäse

Wegbeschreibungen:

1. Werfen Sie alle Zutaten für die Brokkoli-Bisse in eine Mischschüssel, die die Brokkoliblüten von allen Seiten bedeckt.

2. Kochen Sie sie in der vorgeheizten Air Fryer bei 360 Grad für 13 bis 15 Minuten.

3. In der Zwischenzeit die Butter bei mittlerer Hitze schmelzen; Die goldene Leinsamenmahlzeit unterrühren und etwa 1 Min. kochen lassen.

4. Nach und nach in die Milch gießen, ständig rühren, bis die Mischung glatt ist. Zum Kochen bringen und den Käse unterrühren. Kochen, bis die Sauce leicht verdickt ist.

5. Halten Sie Ihren Air Fryer an, mischen Sie den Brokkoli mit der zubereiteten Sauce und kochen Sie weitere 3 Minuten. Bon appétit!

Ernährung: 7.2g Protein; 3.6g Zucker; 3.3g Ballaststoffe

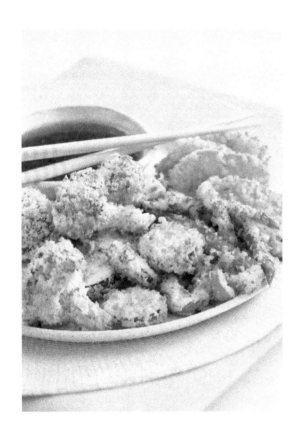

Senfrüben

Zubereitungszeit: 5 Minuten

Kochzeit: 25 Minuten

Portionen: 4

Zutaten:

• 1 Pfund Rüben, geschält und in Keile geschnitten

• Salz und schwarzer Pfeffer nach Geschmack

• 1 Esslöffel Senf

• 1 Esslöffel Olivenöl

• 2 Esslöffel Schnittlauch, gehackt

• 1 Teelöffel süße Paprika

Wegbeschreibungen:

1. In Ihrem Luftfritteusenkorb die Rüben mit Senf, Salz, Pfeffer und den anderen Zutaten kombinieren, werfen und bei 380 Grad F 25 Minuten kochen.

2. Teilen Sie die Rüben zwischen den Platten und servieren.

Ernährung: Kalorien 122, Fett 2, Ballaststoffe 2, Kohlenhydrate 9, Protein 4

Kohl Sauté

Zubereitungszeit: 5 Minuten

Kochzeit: 15 Minuten

Portionen: 4

Zutaten:

• 1 Pfund Rotkohl, geschreddert

• 1 Esslöffel Balsamico-Essig

• 2 rote Zwiebeln, in Scheiben geschnitten

• 1 Esslöffel Olivenöl

• 1 Esslöffel Dill, gehackt

• Salz und schwarzer Pfeffer nach Geschmack

Wegbeschreibungen:

1. Erhitzen Sie die Luft Fritteuse mit dem Öl bei 380 Grad F, fügen Sie den Kohl, Zwiebeln und die anderen Zutaten, toss en und kochen für 15 Minuten.

2. Zwischen Den Tellern aufteilen und servieren.

Ernährung: Kalorien 100, Fett 4, Ballaststoffe 2, Kohlenhydrate 7, Protein

Cremiger Brokkoli

Zubereitungszeit: 5 Minuten

Kochzeit: 20 Minuten

Portionen: 4

Zutaten:

• 1 Pfund Brokkoli-Blüten

• 1 Tasse schwere Sahne

• 1 Esslöffel Kalkschale, gerieben

• Saft von 1 Limette

• Salz und schwarzer Pfeffer nach Geschmack

• 2 Esslöffel Olivenöl

Wegbeschreibungen:

1. In der Pfanne Ihrer Luftfritteuse den Brokkoli mit Sahne, Limettensaft und den anderen Zutaten kombinieren, werfen und bei 380 Grad F 20 Minuten kochen.

2. Teilen Sie alles zwischen den Tellern und servieren.

Ernährung: Kalorien 122, Fett 3, Ballaststoffe 6, Kohlenhydrate 8, Protein 9

Chard und Oliven

Zubereitungszeit: 5 Minuten

Kochzeit: 20 Minuten

Portionen: 4

Zutaten:

*   2 Tassen roter Mangold, gerissen

*   1tasse kalamata Oliven, entsteint und halbiert

*   1/2 Tasse Tomatensauce

*   1teespoon Chilipulver

*   2 Esslöffel Olivenöl

*   Salz und schwarzer Pfeffer nach Geschmack

Wegbeschreibungen:

1.   In einer Pfanne, die zur Luftfritteuse passt, kombinieren Sie den Mangold mit den Oliven und den anderen Zutaten und Würfen.

2.   Legen Sie die Pfanne in Ihre Luft Fritteuse, kochen bei 370

Grad F für 20 Minuten, zwischen Denkplatten teilen und servieren.

Ernährung: Kalorien 154, Fett 3, Ballaststoffe 2,

Kohlenhydrate 4, Protein 6

Kokospilze Mix

Zubereitungszeit: 5 Minuten

Kochzeit: 20 Minuten

Portionen: 4

Zutaten:

- 1 Pfund weiße Pilze, halbiert
- 1teespoon süße Paprika
- 1rote Zwiebel, gehackt
- 1teespoon Rosmarin, getrocknet
- Salz und schwarzer Pfeffer nach Geschmack
- 2 Esslöffel Olivenöl
- 1Tasse Kokosmilch

Wegbeschreibungen:

1. In einer Pfanne, die zu Ihrer Luftfritteuse passt, die Pilze mit der Paprika und den anderen Zutaten und Würfen mischen.

2. Die Pfanne in die Fritteuse geben, 20 Minuten bei 380 Grad F kochen, zwischen Tellern aufteilen und servieren.

Ernährung: Kalorien 162, Fett 4, Ballaststoffe 1, Kohlenhydrate 3, Protein 5

Cremige Rüben

Zubereitungszeit: 5 Minuten

Kochzeit: 25 Minuten

Portionen: 4

Zutaten:

- 2 Pfund Babyrüben, geschält und halbiert
- 1tasse schwere Sahne
- 1teespoon Kurkuma Pulver
- Eine Prise Salz und schwarzer Pfeffer
- 2 Esslöffel Olivenöl
- 2Knoblauchzehen, gehackt
- Saft von 1 Limette
- 1/2 Teelöffel Koriander, gemahlen

Wegbeschreibungen:

1.   In einer Pfanne, die zu Ihrer Luftfritteuse passt,

mischen Sie die Rüben mit der Sahne, Kurkuma und den

anderen Zutaten, würfe, die Pfanne in die Fritteuse

einführen und bei 400 Grad F 25 Minuten kochen.

2.   Zwischen Tellern aufteilen und servieren.

Ernährung: Kalorien 135, Fett 3, Ballaststoffe 2,

Kohlenhydrate 4, Protein 6

Jalapeo Speck Käsebrot

Zubereitungszeit: 25 Minuten

Portionen: 8 Stöcke

Zutaten:

• 4 Scheiben zuckerfreier Speck; gekocht und gehackt

• 2 große Eier.

• . Tasse gehackt eingelegte Jalapeos.

• . Tasse geriebener Parmesankäse.

• 2 Tassen geschredderter Mozzarella-Käse

Wegbeschreibungen:

1. Mischen Sie alle Zutaten in der großen Schüssel. Schneiden Sie ein Stück Pergament, um Ihre Luft Fritteuse Korb passen.

2. Dämpfen Sie Ihre Hände mit etwas Wasser und drücken Sie die Mischung in einen Kreis. Möglicherweise müssen Sie dies in zwei kleinere

Käsebrote trennen, abhängig von der Größe Ihrer Fritteuse

3. Legen Sie das Pergament und Käsebrot in den Luftfritteusenkorb

4. Stellen Sie die Temperatur auf 320 Grad F ein und stellen Sie den Timer für 15 Minuten ein. Das Brot vorsichtig umdrehen, wenn 5 Minuten bleiben

5. Wenn sie vollständig gekocht ist, ist die Oberseite goldbraun. Warm servieren.

Ernährung: Kalorien: 273; Protein: 20.1g; Faser: 0.1g; Fett: 18.1g; Kohlenhydrate: 2.3g

Mozzarella Sticks

Zubereitungszeit: 1 Stunde 10 Minuten

Portionen: 12 Stöcke

Zutaten:

- 6, 1-oz.mozzarella Saitenkäse-Sticks

- . oz. Schweineschinder, fein gemahlen

- 2 große Eier.

- . Tasse geriebener Parmesankäse.

- 1 TL getrocknete Petersilie.

Wegbeschreibungen:

1. Mozzarella-Sticks auf ein Schneidebrett legen und halbieren. Einfrieren 45 Minuten oder bis fest. Wenn Sie über Nacht einfrieren, tiefgefrorene Stöcke nach 1 Stunde entfernen und in luftdichte Reißverschluss-Aufbewahrungstasche legen und für die zukünftige Verwendung wieder in den Gefrierschrank geben.

2. Nehmen Sie eine große Schüssel, mischen Parmesan, gemahlene Schweinescheine und Petersilie

3. Nehmen Sie eine mittlere Schüssel, Besen Sie Eier

4. Tauchen Sie gefrorene Mozzarella in geschlagene Eier und dann in Parmesan-Mischung zu beschichten.

5. Wiederholen Sie dies mit den restlichen Sticks. Mozzarella-Sticks in den Luftfritteusenkorb geben.

6. Stellen Sie die Temperatur auf 400 Grad F ein und stellen Sie den Timer für 10 Minuten oder bis golden ein. Warm servieren.

Ernährung: Kalorien: 236; Protein: 19.2g; Faser: 0.0g; Fett: 13.8g; Kohlenhydrate: 4.7g

Kokoscreme und Zimtpudding

Zubereitungszeit: 10 Minuten

Kochzeit: 10 Minuten

Portionen: 6

Zutaten:

- 2 Tassen Kokoscreme

- 1Teelöffel Zimtpulver

- 6 Esslöffel Mehl

- 5 Esslöffel Zucker

- Zest von 1 Zitrone, gerieben

- 2Tassen Wasser, für den Schnellkochtopf

Wegbeschreibungen:

1. Stellen Sie Ihren Schnellkochtopf auf Sauté-Modus, fügen Sie Kokoscreme, Zimt und Orangenschale, rühren, köcheln für ein paar Minuten, in eine Schüssel übertragen und beiseite lassen.

2. Mehl und Zucker zugeben, gut umrühren und in Ramekins aufteilen.

3. Fügen Sie das Wasser zu Ihrem Schnellkochtopf hinzu, fügen Sie Dampfkorb hinzu, fügen Sie Ramekins

hinzu, decken Topf, kochen Sie auf Low für 10 Minuten und servieren kalt.

Ernährung: Kalorien 170, Fett 5, Ballaststoffe 2, Kohlenhydrate 8,

Brokkoli Dip

Zubereitungszeit: 25 Minuten

Portionen: 4

Zutaten:

- 1 . Tassen Veggie Stock

- 1/3 Tasse Kokosmilch

- 3 Tassen Brokkoli-Blüten

- 2 Knoblauchzehen; gehackt

- 1 EL Olivenöl

- 1 EL Balsamico-Essig

- Salz und schwarzer Pfeffer nach Geschmack.

Wegbeschreibungen:

1. In einer Pfanne, die zu Ihrer Luftfritteuse passt, mischen Sie alle Zutaten, toss.

2. In die Fritteuse einführen und bei 390°F 15 Minuten kochen. In Schüsseln aufteilen und servieren

Ernährung: Kalorien: 163; Fett: 4g; Faser: 2g; Kohlenhydrate: 4g; Protein: 5g

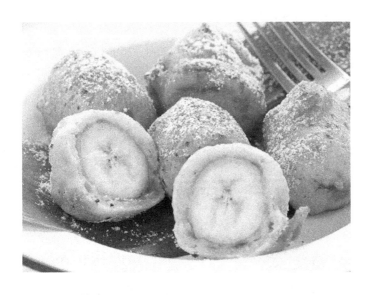

Cranberry Brot Pudding

Zubereitungszeit: 10 Minuten

Kochzeit: 15 Minuten

Portionen: 2

Zutaten:

- 2eigelb

- 1und 1/2 Tassen Brot, gewürfelt

- 1tasse schwere Sahne

- Zest von 1/2 orange, gerieben

- Saft aus 1/2 Orange

- 2Teelöffel Vanilleextrakt

- 1/2 Tasse Zucker

- 2Tassen Wasser

- 1 Esslöffel Butter

- 1/2 Tasse Preiselbeeren

Anfahrt:

1. In einer Schüssel Eigelb mit Brot, schwerer Sahne, Orangenschale und Saft, Vanilleextrakt, Zucker, Butter und Preiselbeeren rühren und in eine Backform gießen.

2. Fügen Sie das Wasser in Ihren Schnellkochtopf, fügen Sie den Dampfkorb, fügen Sie Backform, Abdeckung Herd und kochen auf High für 15 Minuten.

3. Auf 2 Teller aufteilen und kalt servieren.

Ernährung: Kalorien 189, Fett 3, Ballaststoffe 1, Kohlenhydrate 4, Protein 4

Plum Jam

Zubereitungszeit: 20 Minuten

Kochzeit: 8 Minuten

Portionen: 12

Zutaten:

• 3pfund Pflaumen, Steine entfernt und grob gehackt

• 2 Esslöffel Zitronensaft

• 2 Pfund Zucker

• 1Teelöffel Vanilleextrakt

• 3ounces Wasser

Anfahrt:

1. In Ihrem Schnellkochtopf Pflaumen mit Zucker und Vanilleextrakt mischen, rühren und 20 Minuten beiseite lassen

2. Zitronensaft und Wasser zugeben, umrühren, abdecken und auf High für 8 Minuten kochen.

3. In Schüsseln aufteilen und kalt servieren.

Ernährung: Kalorien 191, Fett 3, Ballaststoffe 4, Carb 12, Protein 6

Desserts

__Zitronenriegel__

Zubereitungszeit: 45 Minuten

Portionen: 8

Zutaten:

- 1 . Tassen Mandelmehl

- 3 Eier, gerührt

- . Tasse Butter; geschmolzen

- 1 Tasse Erythritol

- Zest von 1 Zitrone, gerieben

- Saft von 3 Zitronen

Wegbeschreibungen:

1. Nehmen Sie die Schüssel und mischen Sie 1 Tasse Mehl mit der Hälfte des Erythritols und der Butter, rühren Sie gut und drücken Sie in eine Backform, die die Mit Pergamentpapier ausgekleidete Luftfritteuse passt

2. Legen Sie das Gericht in Ihre Luft Fritteuse und kochen bei 350°F für 10 Minuten.

3. In der Zwischenzeit, in der Schüssel, mischen Sie den Rest des Mehls mit dem restlichen Erythritol und den anderen Zutaten und rühren Sie gut

4. Verteilen Sie dies über die Kruste, legen Sie die Schale noch einmal in die LuftFritteuse und kochen Sie bei 350°F für 25 Minuten

5. Abkühlen; in Stangen geschnitten und servieren.

Ernährung: Kalorien: 210; Fett: 12g; Faser: 1g; Kohlenhydrate: 4g; Protein: 8g

Johannisbeercreme

Zubereitungszeit: 35 Minuten

Portionen: 4

Zutaten:

• 7 Tassen rote Johannisbeeren

• 6 Salbeiblätter

• 1 Tasse Wasser

• 1 Becherschwenk

Wegbeschreibungen:

1. In der Pfanne, die zu Ihrer Luftfritteuse passt, alle Zutaten mischen, hinlegen, die Pfanne in die Fritteuse geben und 30 Minuten bei 330°F kochen

2. Salbeiblätter entsorgen, in Tassen teilen und kalt servieren.

Ernährung: Kalorien: 171; Fett: 4g; Faser: 2g; Kohlenhydrate: 3g; Protein: 6g

Ingwer Cookies Käsekuchen

Zubereitungszeit: 15 Minuten

Kochzeit: 15 Minuten

Portionen: 6

Zutaten:

- 2Tassen Wasser, für den Schnellkochtopf
- 2teelöffel Butter, geschmolzen
- 1/2 Tasse Ingwer Kekse, zerbröselt
- 16ounces Frischkäse, weich
- 2eggs
- 1/2 Tasse Zucker

Anfahrt:

1. Eine Kuchenpfanne mit der Butter fetten, Kekkrümel hinzufügen und gleichmäßig verteilen.

2. In einer Schüssel Frischkäse mit einem Mixer schlagen.

3. Eier und Zucker zugeben und sehr gut rühren.

4. Fügen Sie das Wasser zu Ihrem Schnellkochtopf hinzu, fügen Sie Dampfkorb hinzu, fügen Sie Kuchenpfanne innen, decken und kochen auf High für 15 Minuten.

5.   Halten Sie Käsekuchen im Kühlschrank für ein paar Stunden, bevor Sie es servieren.

Ernährung: Kalorien 394, Fett 12, Ballaststoffe 3, Kohlenhydrate 20, Protein

Karottenpudding und Rumsauce

Zubereitungszeit: 10 Minuten

Kochzeit: 1 Stunde und 10 Minuten

Portionen: 2

Zutaten:

- 1und 1/2 Tassen Wasser
- Kochspray
- 2 Esslöffel brauner Zucker
- 1egg
- 2Esslöffel Melasse
- 2 Esslöffel Mehl
- Eine Prise Allspice
- Eine Prise Zimtpulver
- Eine Prise Muskatnuss, gemahlen
- 1/4 Teelöffel Backpulver
- 1/3 Tasse Verkürzung, gerieben

- 3 Esslöffel Pekannüsse, gehackt
- 3 Esslöffel Karotten, gerieben
- 3 Esslöffel Rosinen
- 1/2 Tasse BrotKrümel
- Für die Sauce:

- 1und 1/2 Esslöffel Butter
- 2 Esslöffel brauner Zucker
- Esslöffel schwere Sahne
- 1/2 Esslöffel Rum
- Eine Prise Zimtpulver

Anfahrt:

1. In einer Schüssel Melasse mit Eiern und 2 Esslöffeln Zucker, Mehl, Verkürzung, Karotten, Nüsse, Rosinen, Brotkrümel, Salz, eine Prise Zimt, Allspice, Muskatnuss und Backpulver mischen, alles rühren, in eine puddingpfanne mit Kochspray gießen und mit Zinnfolie bedecken. Fügen Sie das Wasser zu Ihrem Schnellkochtopf hinzu, fügen Sie den Dampfkorb hinzu, fügen Sie Pudding innen hinzu, decken Sie es ab und

kochen Sie auf High 1 Stunde. In der Zwischenzeit eine
Pfanne mit der Butter für die

Sauce bei mittlerer Hitze, 2 Esslöffel Zucker hinzufügen,
rühren und kochen für 2 Minuten. Sahne, Rum und eine
Prise Zimt hinzufügen, rühren und 2 Minuten köcheln
lassen.

2.   Pudding in 2 Schüsseln geben, Rumsauce überall
betränkt und servieren.

Ernährung: Kalorien 261, Fett 6, Ballaststoffe 6,
Kohlenhydrate 10, Protein

Winter Kirsche Mix

Zubereitungszeit: 10 Minuten

Kochzeit: 5 Minuten

Portionen: 6

Zutaten:

- 16ounces Kirschen, entsteint

- 2Esslöffel Wasser

- 2 Esslöffel Zitronensaft

- Zucker nach Geschmack

- 2 Esslöffel Maisstärke

Wegbeschreibungen:

1. In Ihrem Schnellkochtopf Kirschen mit Zucker und Zitronensaft mischen, rühren, abdecken und auf High für 3 Minuten kochen.

2. In einer Schüssel Wasser mit Maisstärke mischen, gut rühren, in den Topf geben, den Herd auf Sauté-Modus setzen, den Rest der Kirschen hinzufügen,

rühren, 2 Minuten kochen, in Schüsseln teilen und kalt servieren.

Ernährung: Kalorien 161, Fett 4, Ballaststoffe 2, Kohlenhydrate 8, Protein

CPSIA information can be obtained
at www.ICGtesting.com
Printed in the USA
BVHW041054130521
607269BV00012B/2310